DES CAUSES
ET DES REMEDES
DE L'AMOUR.

DES CAUSES ET DES REMEDES DE L'AMOUR,

CONSIDÉRÉ COMME MALADIE,

PAR J. F., MÉDECIN ANGLAIS;

POUR SERVIR DE SUPPLEMENT au Livre intitulé : *De l'Homme & de la Femme, considérés dans l'état du Mariage.*

Unum erit auxilium mutatis, Cynthia terris:
Quantum oculis animo, tam procul ibit Amor.

A LONDRES;

Et se trouve A PARIS,

Chez COSTARD, Fils, & Compagnie, rue S. Jean-de-Beauvais.

M. DCC. LXXIII.

PRÉFACE.

PLUSIEURS perſonnes ont entrepris de définir l'Amour & d'expliquer ſes cauſes & ſes effets. Les uns l'ont attribué à une ſympathie ; les autres, à la reſſemblance des humeurs & du caractere ; d'autres enfin, à un je ne ſais quoi, qui captive le cœur ſans lui laiſſer la liberté du choix. Ce dernier ſentiment eſt faux, & cette paſſion n'eſt point tellement reſtreinte à un objet, qu'on ne puiſſe aimer deux perſonnes à la fois, ainſi qu'Ovide l'a reconnu par sa propre expérience. Voici ce qu'il dit à un de ses amis:

Je t'ai vu soutenir avec empressement
Qu'un Amant partagé n'aimoit que foiblement,
Et qu'un cœur obsédé d'une seule foiblesse,
Ne pouvoit en deux lieux partager sa tendresse:
Ou tu n'as pas connu ce que tu me disois;
Ou tu ne m'as pas dit ce que tu connoissois.

C'est là un effet de la bisarrerie de cette passion; mais elle ne paroît jamais plus, que lorsqu'elle s'étend sur des objets qui devroient naturellement l'éteindre. Ces différents effets ne peuvent provenir de la même cauſe, il s'agit par conſéquent de découvrir la véritable, & c'eſt ce que mon Auteur ſe flatte d'avoir fait.

Ce ſeroit peu d'avoir découvert la cauſe d'une paſſion auſſi dangereuſe, s'il n'indiquoit en même temps les remedes dont on peut ſe ſervir pour la ſurmonter. Il conſidere l'Amour ſous deux différents points de vue, d'où il conclut, que c'eſt à la Morale & à la Médecine à nous les fournir. On en trouve quelques autres dans le Poëte que je viens de citer ; mais ces derniers ſont ſouvent mêlés avec le poiſon, & enflamment la paſſion, au lieu de l'éteindre. Ceux que mon Auteur propoſe n'ont pas le même inconvénient, & peut-être que ſes inſtructions empêcheront un bon nombre d'hommes de languir toute leur vie auprès de certaines femmes qui n'affectent d'être cruelles, que parce qu'elles les voient ſenſibles, & qui ne ſe défendent de l'Amour, que parce qu'elles en ont trop inſpiré.

DES

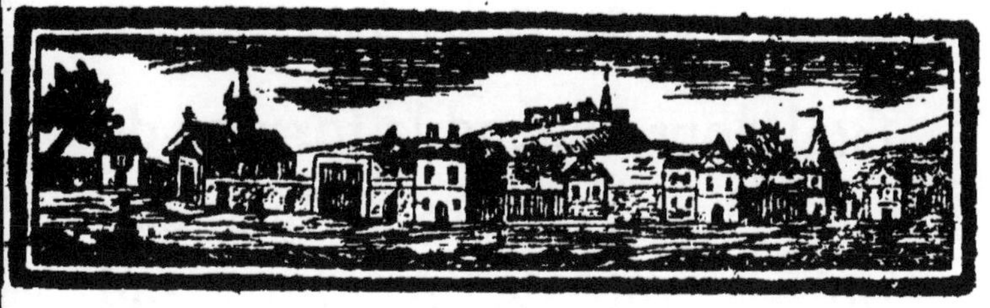

DES CAUSES
ET
REMEDES
DE L'AMOUR,

CONSIDÉRÉ COMME UNE MALADIE.

ON peut regarder l'Amour comme le premier mobile de toutes les actions humaines, & comme la source de toutes les passions. Il ne connoît aucunes limites sur la terre ; il bouleverse des Royaumes entiers. C'est une idole qui a des adorateurs par-tout, un Astre fatal dont dépend la fortune de tous les hommes. Mais que puis-je dire de l'Amour, qui n'ait déjà été dit cent & cent fois ? Répéterai-je ce qu'on trouve dans une infinité de Livres ? Rapporterai-je mille histoires vulgaires qu'on a débitées sur son sujet, ou me bornerai-je à une rapsodie ennuyeuse des sentences des Philosophes & des Poëtes ? C'est ce que tout le monde pratique de nos jours. Les Scribes sont très-communs, & les bons Auteurs extrêmement rares. La plupart des Livres sont moins le fruit du génie & du bon goût, que celui de la science.

Quantité de corbeaux ſe contentent de répéter ce qu'ils ont entendu chanter aux cygnes ; les vivants ne ſont que les échos des morts, & une infinité de corneilles ſe parent impunément des plumes du paon. Ce procédé ſeroit ſupportable, ſi ceux qui ſe mêlent d'écrire donnoient une tournure agréable à ce qu'ils copient ; mais le mal eſt qu'ils emploient les matériaux les plus précieux pour élever des édifices meſquins, & que les copies qu'ils font des plus beaux tableaux, ſe réduiſent à des *caricarures* baroques.

L'Amour eſt le ſujet le plus ample que ces ſortes d'Écrivains puissent choisir, & les Livres qui en traitent sont si nombreux, qu'on pourroit en former une bibliotheque ; & delà vient qu'il est difficile d'en dire quelque chose de nouveau, parce que la matiere est épuisée. Les Philosophes moraux & les Poëtes ont beaucoup écrit sur l'Amour ; mais les Physiciens n'en ont presque rien dit, & c'est ce qui m'oblige à suppléer à leur silence.

L'objet que la Philosophie se propose est de découvrir les causes de tout ce qui existe, & par conséquent celles de l'Amour. On croit généralement que c'est la ressemblance qui l'engendre ; mais cette regle ſouffre tant d'exceptions, qu'on peut hardiment la retrancher du catalogue des axiomes. On voit ſouvent quantité de perſonnes d'un génie oppoſé, vivre en très-bonne intelligence, & je crois qu'il arriveroit le contraire, ſi leurs mœurs & les caracteres ſe reſſembloient parfaitement.

S'il étoit vrai que la reſſemblance engendrât l'Amour, il s'enſuivroit qu'il devroit augmenter à proportion que cette reſſemblance augmente, & cependant il arrive tous les jours le contraire. Un homme laid reſſemble plus à une laide femme qu'à une belle, & cependant il aime plus celle-ci que celle-là. Une femme foible & timide ressemble davantage à un homme pusillanime qu'à un homme brave & courageux ; & cependant elle préfere ce dernier à l'autre. *Ferrum est quod amaret*, dit Juvénal en parlant d'Hippia, qui étoit devenue amoureuse d'un Gladiateur.

Plusieurs hommes ont infiniment plus d'affection pour les animaux que pour leurs semblables. Combien y en a-t-il qui ont été plus sensibles à la mort d'un rossignol qu'à celle d'un voisin ? Quantité de femmes ont été plus vivement touchées de la mort d'une chienne que de celle d'une parente. Andromaque, à ce qu'écrit Homere, aimoit plus les chevaux de ſon mari que ſon mari même. Caligula admettoit ſouvent ſon cheval à ſa table, & lui faiſoit ſervir du vin dans des vaſes d'or. Antonius Verus fit élever un mauſolée au ſien. Craſſus pleura amérement la mort d'un poiſſon qu'il avoit privé. Je demande ſi ceux dont je viens de parler trouvoient plus de reſſemblance entr'eux & ces animaux, qu'entre les individus de leur eſpece ? Domitius reprochoit à Craſſus d'avoir pleuré la mort d'un poiſſon,

& celui-ci lui reprocha à son tour d'avoir perdu trois femmes sans verser une seule larme. Dira-t-on qu'il y avoit plus de ressemblance entre Crassus & sa murene, qu'entre Domitius & ses femmes ? Il faudroit être fou, pour avancer une pareille chimere. L'affection des hommes s'étend jusques sur les végétaux.

On me répondra que ce sont là des amours extravagants ; mais qu'importe. Les affections de la volonté, quelque folles qu'elles soient, ne sortent jamais de la sphere d'activité de leurs causes naturelles. Si donc la ressemblance engendroit l'amour, plus il ſeroit déréglé, plus il ſe plairoit à la trouver dans l'objet qu'il aime. Comme donc cette paſſion a pour cauſe efficiente & matérielle la volonté, & pour cauſe finale la bonté vraie ou apparente de l'objet, il n'y a point d'amour, quelque monſtrueux & déréglé qu'il ſoit, qui ne provienne de ces cauſes. J'ajouterai que ces amours n'étoient point déréglés, quant à leurs objets, & qu'ils ne furent tels que par leurs excès. En effet, on voit tous les jours des hommes s'amouracher de telle ou telle plante de leurs jardins, quoiqu'ils n'en retirent d'autre utilité que le plaisir de les contempler & de les posséder, & sans que personne les en blâme.

On me dira encore qu'il y a quelque ressemblance entre l'homme & une brute, de même qu'entre un homme & une plante. Ceux qui font une pareille réponse n'entendenr sûrement point mon argument. Il n'y a rien dans le monde à quoi l'homme ne ressemble à quelque égard, & par conséquent il ne sauroit ni aimer, ni haïr aucune chose qui n'ait avec lui quelque ressemblance. La question est de savoir si celle-ci est une raison pour l'aimer; & je dis que non, parce que si cela étoit, plus la ressemblance feroit grande, plus l'amour augmenteroit : ce qui n'est pas, ainsi que je viens de le prouver.

Il s'ensuit donc que l'axiome, que la ressemblance engendre l'amour, souffre plusieurs exceptions, & qu'il n'a lieu que pour un objet déterminé, qui est la société. On peut considérer trois sortes de sociétés ; savoir, la société naturelle, qui est celle du mariage ; la société politique générale, qui est celle des hommes qui forment un corps politique ; & la société politique privée, qui est celle que forment par choix deux, trois, ou un plus grand nombre de personnes. La premiere suppose la ressemblance de l'espece, & la différence du sexe ; & ceci est une autre exception. La seconde suppose la ressemblance de l'espece, sans exiger celle des sexes. Il en est de même de la troisieme, mais avec cette différence, que, pour certains avantages particuliers, elle exige les mêmes mœurs & les mêmes inclinations. Un voleur s'associe avec un voleur, un assassin avec un assassin, un débauché avec un débauché, &c.

Voici trois autres exceptions particulieres, par rapport aux trois especes de sociétés dont je viens de parler, qui bornent encore plus l'étendue de l'axiome que la ressemblance engendre l'amour. L'amour de la société naturelle exige la ressemblance de l'espece, & la différence de sexe : c'est la premiere exception. La seconde consiste en ce qu'elle admet la différence des conditions & des qualités personnelles, tant intrinseques qu'extrinseques. L'homme de basse naissance aime à s'allier avec une femme de condition, le pauvre avec la riche, le laid avec la belle : or il en est de même de l'autre sexe.

Après avoir prouvé que la ressemblance n'est point la cause de l'amour, je vais lui en substituer une autre qui l'est réellement. Je parle ici de la cause dispositive que les Philosophes rapportent au genre de cause matérielle. L'amour est tout à la fois l'effet & la forme du sujet. Eu égard à l'effet, le sujet est cause efficiente; & eu égard à la forme, le même sujet est sa cause matérielle. Comme effet, il suppose de la vertu & de l'activité dans le sujet; comme forme, de la disposition, aucun sujet ne pouvant recevoir une forme qu'il n'y soit disposé. Tous les mysteres de l'amour dépendent de cette cauſe diſpoſitive, & cependant perſonne n'y à égard. Pourquoi les hommes, étant tous d'une même nature, l'un aime-t-il une choſe, & l'autre une autre ? D'où vient celui-ci aime-t-il ce que l'autre abhorre ? Pourquoi celui-ci eſt-il froid en amour, & l'autre chaud ? Pourquoi quelques-uns regardent-ils avec indifférence les perſonnes de l'autre ſexe, que d'autres ne peuvent quitter ? Pourquoi, entre les perſonnes de l'un & de l'autre ſexe, en voit-on qui s'attachent à un ſujet d'un mérite inférieur, préférablement aux autres ? Pourquoi un homme aime-t-il aujourd'hui ce qu'il haïssoit hier ?

On me répondra peut-être que cela provient des différentes impressions que font les objets. Cela est vrai, si l'on parle de la cause immédiate ; & faux, si l'on veut dire que cette impression est la cause premiere de cette variété. Il y a deux sortes de représentations objectives : l'une purement spéculative ou théorique, l'autre efficace & pratique ; l'une qui existe dans l'entendement, & qui n'influe point sur la volonté ; l'autre qui existe dans l'entendement, & agit sur la volonté. On voit à chaque instant la différence de ces deux représentations dans celui qui, connoissant que l'honnête est préférable à l'utile, ne laisse cependant pas de préférer celui-ci au premier.

Video meliora, proboque,
Deteriora sequor.

Il en est de même d'un malade, qui, sachant que la boisson lui est contraire, ne peut se résoudre à endurer la soif. Il y a, dans ce cas-ci & dans quantité d'autres, deux représentations objectives opposées ; l'une théorique, qui nous fait sentir que l'honnête est préférable à l'utile ; l'autre pratique, qui nous porte à choisir ce dernier. Pourquoi la premiere est-elle théorique, & la seconde pratique? Pourquoi la premiere est-elle inefficace, & la seconde efficace? Parce que la premiere ne trouve point le sujet disposé, & que la seconde le trouve tel; de maniere qu'encore que la connoissance théorique varie, il suffit que la disposition du sujet change, pour qu'il passe de la théorie à la pratique.

Mais quelle est cette disposition? Elle est de deux especes. Il y a dans chaque individu une disposition permanente naturelle, & d'autres qui sont passageres. La premiere consiste dans le tempérament de chaque individu ; la seconde, dans les altérations accidentelles du tempérament. C'eſt du tempérament que provient cette conſtitution habituelle de l'eſprit, que nous appellons génie ou caractere, qui, quoique ſujet à certaines inégalités, ſubſiſte cependant toujours de même, parce qu'il a paſſé en habitude. Par exemple, on dit qu'un tel eſt colérique, quoiqu'il ſoit quelquefois pacifique ; qu'un tel eſt pacifique, quoiqu'il ſe laiſſe quelquefois emporter à la colere. C'eſt du tempérament que procede le génie ou le caractere, & c'eſt des altérations qu'il éprouve que viennent les inégalités du génie. Un malade ne change d'appétit & d'inclination, que parce que son tempérament change.

On me demandera quel est le tempérament qui dispose à l'amour ? Est-ce le bilieux, le flegmatique, le sanguin, le mélancolique ? C'est en vain qu'on voudroit le trouver, puisqu'on remarque toutes ces différentes especes de tempérament, tant dans ceux qui aiment, que dans ceux qui n'ont aucun penchant pour l'amour. J'en dis autant des tempéraments qui résultent des principes chymiques, du sel, du soufre, du mercure, de l'eau & de la terre. Les humeurs arides, ameres, douces, acerbes, austeres, &c. que les Médecins regardent comme les causes principales des altérations que nos corps éprouvent, ne sauroient non plus influer sur l'amour. Prenons donc une autre route.

Je dis donc que l'amour & toutes les autres passions ont leur siege dans l'endroit d'où toutes les sensations internes tirent leur origine; la raison en est que l'exercice d'une passion n'est autre chose que la sensation qu'elle produit, soit dans le cœur, soit dans tel autre viscere, soit dans tel ou tel membre. Celui qui aime éprouve dans le cœur une sensation déterminée, qui est propre à l'amour; celui qui se met en colere, une autre sensation distincte, qui est propre à la colere. Il en est de même de celui qui s'attriste, qui a faim, qui a soif, &c.

On me demandera où est le siege de ces sensations? Je réponds qu'il est dans le cerveau, non seulement parce que c'est là où les nerfs qui en sont les instruments prennent leur origine, mais encore parce qu'on n'en éprouve aucune qu'en conséquence de l'impression que font ſur le cerveau les objets auxquels ces ſenſations ont rapport. Le cœur n'éprouve la ſenſation qui eſt propre à l'amour qu'en conſéquence de l'image que l'objet qui plaît imprime dans le cerveau. Il en eſt de même de la colere & des autres paſſions.

On me dira peut-être que c'eſt l'ame ſeule qui agit, & que, comme elle exerce ſon empire ſur tout le corps, on peut éprouver les ſenſations dont je parle, ſans que le cerveau y ait aucune part. Je réponds que cela n'eſt point ; puiſqu'on éprouve ſouvent ces ſenſations, non ſeulement à l'insu de l'ame, mais encore malgré elle : elles ne sont pour la plupart que des mouvements involontaires ; & dans le cas même où ils sont volontaires, ils ne sont que passagers : tout ceci est l'effet d'un méchanisme que je vais tâcher d'expliquer.

Dès l'instant qu'un objet se présente à quelqu'un de nos sens externes, ils font une impression déterminée sur les vaisseaux des nerfs, qui sont les instruments de ce sens ; impression véritablement méchanique, qui les agite & les meut de telle ou telle maniere. Je n'ignore point que les Philosophes scholastiques ne connoissent

noiſſent d'autre opération des objets ſur les ſens, que la production de l'image qui les repréſente ; & ce qui peut avoir donné lieu à ce ſentiment, c'eſt le ſens de la vue, dans l'organe de laquelle ſe forme l'image de l'objet. Mais outre que cette image ne peut ſe former dans les autres ſens, il y a dans celui de la vue, outre la formation de l'image, une véritable impulſion de l'objet ſur l'organe ; car ſi cela n'étoit point, je demande d'où vient qu'un objet ou trop blanc ou trop brûlant, lorſqu'on le fixe long-temps, bleſſe les yeux ? Ce n'eſt ſûrement point ſon image qui produit cet effet, puisqu'elle se produit de même dans un miroir sans y causer la moindre altération.

Il s'ensuit donc que les objets agissent sur les organes des sens ; les visibles sur la retine, laquelle est un tissu de fibres du nerf optique; les sonores sur le tympan de l'oreille;les odorants sur les filets de la premiere paire de nerfs qui passent les ouvertures de l'os cribleux, & se distribuent dans la membrane muqueuse qui tapisse le dedans des narines, &c.

L'impression que font les objets sur les organes des sens se transmet par l'entremise des nerfs juſqu'à l'endroit du cerveau où eſt le *ſenſorium commune*, & la commotion qu'éprouvent les fibres de cette partie, excite dans l'ame la perception de tous les objets ſenſibles. Pluſieurs Philoſophes modernes prétendent que les images des objets s'impriment dans le cerveau, comme ils le feroient ſur une lame de cuivre, ou ſur un morceau de cire ; mais je ne puis concevoir que cela ſoit ainſi. Comment ſe peut-il que l'impulſion inſtantanée d'un objet ſur tel ou tel nerf, puiſſe former cette image ? L'ame n'en a aucune connoiſſance, & l'on veut cependant qu'elle connoiſſe l'objet par ſon entremiſe. Je voudrois ſavoir quelle eſt l'image que le chaud, le froid, les ſons, les odeurs peuvent imprimer dans le cerveau : l'ame n'a pas beſoin de tout cela pour appercevoir les objets. Cette perception eſt l'effet naturel de la commotion des fibres du cerveau, & la conſéquence néceſſaire de l'union de l'ame avec le corps.

On doit ſuppoſer que les impreſſions des objets ne ſont point uniformes, mais diſtinctes comme les objets. Cette diſtinction eſt de deux ſortes ; l'impreſſion eſt diſtincte, eu égard à la maniere & à l'endroit où elle ſe fait. Celle qu'un objet agréable fait ſur le cerveau, quoique ſur les mêmes fibres, eſt diſtincte de celle qu'y fait un objet déſagréable ; & ces deux ſortes d'impreſſions varient à l'infini. Par exemple, les aliments, ſelon les différents ſels qu'ils contiennent, ſelon la figure, la groſſeur, la roideur, la flexibilité de ces mêmes ſels, font différentes impreſſions ſur les fibres de la langue, leſquelles ſe tranſmettent au cerveau par les nerfs de la cinquieme ou neuvieme paire qui ſe diſtribuent dans la langue. Ces mêmes impreſſions communiquent au cerveau, où ces nerfs prennent leur origine, & c'est par elles que l'ame juge des différentes saveurs des aliments.

L'impression que les objets font sur le cerveau varient conformément aux loix du méchanisme, je veux dire, selon la différence de ces mêmes objets. Telles ou telles fibres se rapprochent, se séparent, se raccourcissent, s'alongent, se resserrent, se relâchent, &c. & selon qu'elles varient, les sensations varient aussi.

Quelques Philosophes prétendent que toutes les sensations ont leur siege dans le cerveau, je veux dire que celles mêmes que nous croyons se faire dans les sens externes, se font dans cet organe, & ils assurent en conséquence, qu'à parler rigoureusement & philosophiquement, l'œil ne voit point, l'oreille n'entend point, la main ne touche point; mais que c'est le cerveau qui exerce toutes ces fonctions : ce paradoxe est appuyé sur des fondements assez solides. Par exemple, dans la *goute-sereine*, l'organe particulier de la vue est parfaitement bien disposé, & cependant le sujet qui a cette maladie ne voit rien ; la raison en est que par un effet de l'indisposition des nerfs optiques, l'impression que les objets sont sur l'œil ne se transmet point jusqu'au cerveau. Un Apoplectique parfait ne sent aucune indisposition ni dans le pied, ni dans la main, & ne sent rien lorsqu'on le pique, parce que les fibres du cerveau ne sont point disposés à sentir l'impression que le couteau, l'aiguille ou l'épingle font sur ces parties. Ceux à qui l'on a coupé une jambe sentent de la douleur dans le pied qu'ils ont perdu, pendant les deux ou trois jours qui suivent l'amputation. Il suit delà que l'idée que nous avons que la douleur a son siege dans le pied ou dans la main, eſt trompeuſe, puiſqu'elle eſt auſſi vive dans celui qui a perdu ſon pied, que dans celui qui l'a encore. Voyons maintenant quelle eſt la cauſe de l'amour.

J'en diſtingue trois eſpeces ; l'appétit, proprement dit, l'amour intellectuel pur, & l'amour pathétique. L'appétit, proprement dit, auquel on donne mal-à-propos le nom d'amour, ſe termine aux objets qui flattent les ſens extérieurs, comme les mets délicats, les odeurs agréables, la muſique harmonieuſe, &c. Cet amour eſt excité par la connoiſſance qu'a l'ame de la ſenſation agréable que cauſent ces objets.

L'ame desire naturellement ce qui lui plaît, & il suffit qu'elle connoisse que tel objet produit cet effet, pour qu'elle l'aime.

L'amour intellectuel pur est celui que les Théologiens moraux nomment appréciatif, pour le distinguer du tendre. On l'appelle ainsi, parce qu'il consiste dans un simple exercice de l'ame, sans que le corps y ait aucune part ; il est excité par la simple représentation de la bonté de l'objet. L'ame aime tout ce qu'elle juge être bon autant que tel ; elle est susceptible de cet amour, même après qu'elle est séparée du corps ; & l'amour intellectuel pur dont je parle, eſt ſemblable, quant à l'exercice, à celui qu'elle éprouve après ſa ſéparation.

L'amour pathétique eſt celui qui eſt le ſujet de mon diſcours. J'appelle ainſi cette paſſion, qui a ſon ſiege dans le cœur, qui l'agite, le reſſerre, le dilate, l'anime, l'abbat, l'afflige, le réjouit & l'échauffe, ſelon les différents états où ſe trouve l'Amant par rapport à la perſonne qu'il aime. On l'appelle divin, humain, céleſte, terreſtre, ſaint, profane, pur, impur, angélique, infernal, ſelon les différents objets.

Lorſque je dis qu'il y a un amour pathétique, ſale, pervers, on ne doit pas s'imaginer qu'il soit tel par lui-même ; il n'est tel que par les suites amoureuses qui l'accompagnent. Il est certain que l'amour qu'on a pour un sexe différent du sien, à moins qu'il ne soit modéré, est sujet à exciter une passion lascive, qu'on doit regarder, non point comme une passion, mais comme deux feux distincts, l'un noble, & l'autre honteux ; le premier a son siege dans le cœur, qui est la partie la plus noble de l'homme ; le second dans la partie la plus abjecte de cet édifice animé. Le premier est proprement celui qu'on appelle amour ; le second n'est qu'un ſimple appétit. Il arrive quelquefois que quelques étincelles du premier enflamment le ſecond ; mais il ne s'enſuit pas de là qu'on doive les confondre, ni qu'ils ſoient inſéparables ; car les tempéraments que ces deux paſſions enflamment ſont très-différents. Par exemple, les hommes extrêmement laſcifs ne ſont point ordinairement amoureux ; ils deſirent ſans aimer, &, ſemblables aux brutes, ils aiment bien moins l'objet pour lui-même, que pour l'uſage qu'ils peuvent en faire, & leur appétit ſatisfait, leur cœur jouit d'un repos parfait.

Cette eſpece d'amour varie ſelon la différence des individus. Il y a des gens d'un caractere ſi tendre & ſi doux, qu'ils conçoivent de l'amour pour toutes les perſonnes qu'ils fréquentent ; d'autres au contraire ſont d'un caractere ſi dur & ſi ſec, que le mérite le plus diſtingué ne ſauroit faire aucune impreſſion ſur eux. Je n'approuve point les premiers ; mais je déteſte les ſeconds. Les premiers ſont des génies doux, indulgents, benins, irréſolus, mais pleins de bonté ; les ſeconds, des génies féroces, méchants, mutins, ſauvages, à qui tout déplaît, & qui n'aiment qu'eux-mêmes. Les premiers manquent de prudence, lés ſeconds de raiſon, n'y ayant, comme dit Barclay, que des génies tout-à-fait barbares, qui ſoient inſenſibles aux charmes de l'amour. Il y a un milieu à choiſir entre ces deux extrêmes.

On obſervera que l'amour n'eſt pas également fort dans tous les hommes; il eſt ſi foible dans quelques-uns, qu'il ne fait aucune impreſſion ſur eux, & qu'ils ſupportent avec une égale indifférence l'abſence & la mort d'un ami : il eſt ſi fort dans d'autres, qu'ils ne ſauroient ſe paſſer un moment de l'objet qu'ils aiment. Il y a auſſi un milieu entre ces deux extrêmes.

Cette variété procede des différentes impressions que font les objets sur les organes des differents individus. Cela ne peut être autrement, vu la différente texture, configuration, &c. des fibres du cerveau. Il est certain que les hommes différent autant par l'intérieur que par l'extérieur; & les Anatomistes ont observé dans les parties internes autant d'irrégularités que nous en voyons dans les externes.

Cela posé, il est facile de concevoir comment le même objet produit différentes impreſſions ſur les fibres du cerveau de différents hommes. La Philoſophie expérimentale nous apprend que le même agent, ſans que ſa vertu varie, produit différents effets dans différents temps ; & que le même moteur, conſervant la même impulſion, produit un différent mouvement dans le mobile, ſelon la différente configuration, grandeur, poſition & tiſſu de ce dernier. Un tel homme a les fibres du cerveau tellement conditionnées, que la vue d'une belle perſonne fait ſur elles l'impreſſion qui cauſe l'amour. Celles d'un autre ſont diſpoſées de façon, qu'elle ne produit point le même effet. Il en eſt de même du plus ou du moins.

Il arrive à proportion la même choſe par rapport aux autres paſſions. On me demandera comment l'impreſſion des objets ſur le cerveau fait naître ces paſſions dans le cœur ? Tout cela, comme je l'ai dit ci-deſſus, eſt l'effet d'un méchaniſme très-délicat. Comme l'impreſſion que font les objets ſur les organes des ſens externes ſe tranſmet aux fibres du cerveau par l'entremiſe des nerſs, de même celle qu'ils font ſur ces dernieres, ſe communique au cœur par le moyen de ces mêmes nerſs. Nous éprouvons, lorſque nous aimons, une ſenſation différente de celle que produiſent ſur nous la peur, la colere, &c. Le cerveau eſt la ſource de ces différents mouvements, & ce qui le prouve, c'eſt l'impreſſion ſubite que font les objets ſur le cerveau. Selon que l'impreſſion que reçoit celui-ci varie, la ſenſation qu'éprouve le cœur varie auſſi.

Mais peut-on ſpécifier les impreſſions que cauſent ces différentes ſenſations, je veux dire indiquer l'eſpece de mouvement dont chacune dépend? Il n'y a qu'un Ange qui puiſſe le ſavoir. Je crois cependant que nous pouvons y réussir au moyen d'une espece d'analogie entre les effets qu'elles produisent & certaines sensations que nous éprouvons. Je m'imagine donc que le mouvement qui cause la sensation de l'amour dans le cœur, est un mouvement d'ondulation ; celui qui cause la crainte, un mouvement de compression, celui qui cause la colere, un mouvement de crispation, & ainsi des autres qui excitent les autres passions. C'est cette disposition des fibres du cerveau qui fait que les hommes sont plus susceptibles d'une passion que d'une autre.

On doit encore observer que

cette disposition doit continuer dans les nerfs qui transmettent ce mouvement au cœur, pour que celui-ci reçoive la même impression que le cerveau. Il faut aussi que, pour que celui-ci reçoive l'impression que les objets font sur les organes des sens externes, que les nerfs par le moyen desquels se fait cette communication, soient disposés à recevoir & à transmettre le mouvement.

Il y a toute apparence que la communication de mouvement du cerveau au cœur, dans toutes les passions qui ont leur siege dans ce viscere, se fait par le nerf *intercostal*, lequel est composé des rameaux de la cinquieme, sixieme & dixieme paires, parce qu'une partie se distribue au cœur, & l'autre dans la poitrine & les parties de la génération. C'est par le moyen de cette communication qu[illegible]ilis explique méchaniquem[illegible] différents phénomenes qu'on observe dans l'acte vénérien.

Comme l'impression des objets sur le cerveau dépend de sa contexture, de même celle que reçoit le cœur dépend de celle de ce viscere; & cela par la regle générale que tout agent agit avec plus ou moins de force, selon les dispositions plus ou moins grandes du patient.

Il y a lieu de croire auſſi que la qualité & la quantité des fluides qui arroſent le corps contribuent auſſi à exciter les paſſions ; par exemple, que l'humeur ſalée diſpoſe à la luxure, l'amere à la colere, l'auſtere à la triſteſſe. Mais il faut pour cet effet que chaque humeur ſe porte dans le viſcere où regne la paſſion qui dépend de ſon influence. Il peut s'amaſſer beaucoup d'humeur ſalée ou amere dans l'eſtomac, ſans que le ſujet ſoit colérique ou laſcif. Il faut que l'amere s'amaſſe dans le cœur, la ſalée dans un autre viſcere. Par exemple, on voit des hommes remplis d'humeurs ſalines ſans être laſcifs, & d'autres d'humeurs ameresſans être colériques. Les Médecins ſavent qu'il y a des humeurs qui ſe portent en plus grande quantité dans une partie du corps que dans l'autre : cela arrive lorſque les pores de cette partie ſont proportionnés aux particules inſenſibles de l'humeur.

On me demandera quelle eſt l'humeur la plus propre à exciter à la paſſion amoureuſe ; c'eſt ce que j'ignore, & ce que perſonne ne ſait. Je l'ignore, dis-je ; mais je m'imagine que c'eſt du ſang que dépend ce myſtere. On donne le nom de

ſang,

ſang, non point à toute la liqueur contenue dans les viſceres & les arteres, mais à la partie rouge qui eſt en moindre quantité que les autres humeurs contenues dans les vaiſſeaux ſanguins, comme on le voit dans le ſang qu'on tire par le moyen de la lancette ; car après qu'il s'eſt repoſé dans la palette, la partie rouge occupe beaucoup moins d'eſpace que les autres.

Les Modernes ont obſervé dans le ſang, des parties terreſtres, aqueuſes, huileuſes, ſpiritueuſes & ſalines, & il y a toute apparence que c'eſt l'excès des huileuſes qui produit l'amour. Leur inflammabilité & leur flexibilité offrent à l'imagination une certaine analogie avec cette chaleur douce que ressentent ceux qui aiment. Au reste, je ne donne ceci que pour une pure imagination. Si l'on pouvoit s'en rapporter à l'autorité des Poëtes, Virgile nous fourniroit une preuve que le sang est la nourriture propre de l'amour, lorsqu'il dit, en parlant de Didon :

Vulnus alit venis, & ex eo carpitur igne.

Voilà ce que j'avois à dire sur la cause dispositive, ou sur le tempérament propre de l'amour. Si les preuves que j'allegue ne ſont pas aſſez claires pour diſſiper les doutes qu'on peut avoir là-deſſus, j'eſpere que le Lecteur aura aſſez d'équité pour ne point s'en prendre à mon ignorance, ſur-tout s'il fait attention que c'eſt beaucoup de répandre quelque lumiere ſur une matiere auſſi obſcure que celle-ci, & que perſonne n'a traitée : il y a tels ſujets qui exigent plus de pénétration pour trouver le vraiſemblable, que d'autres n'en exigent pour trouver la vérité.

Je vais finir ce diſcours par une queſtion curieuſe au ſujet de l'amour. Il s'agit de ſavoir le cas qu'on doit faire de ceux que cette passion domine. Doit-on les estimer, ou les mépriser? les regarder comme des hommes courageux ou lâches; comme des hommes qui ont l'ame basse ou élevée; qui sont capables ou incapables de grandes actions? Deux grands génies ne sont point d'accord sur cette matiere; savoir, le Chancelier Bacon, & Jean Barclay. Le premier, dans son Traité intitulé: *Interiora Rerum*, se déclare ouvertement contre les personnes amoureuses, & regarde l'amour comme une passion basse dont les grandes ames ne sont point susceptibles. *Observare licet nominum ex viris magnis, & illuſtribus fuiſſe, quorum extat memoria vel antiqua vel recens, qui addactus fuerit ad inſanum illum gradum amoris. Unde conſtat animos magnos, & negotia magna, infirmam hanc paſſionem non admittere.* Barclay, au contraire, prétend qu'il n'y a que les grandes ames qui ſoient ſujettes à cette paſſion. *Eſt autem hominis amicus, quem ad amandum Natura produxerit, clementibus, magniſque ſpiritibus factus.*

Je ſuis perſuadé que tout le monde adoptera le ſentiment de Bacon ; car on regarde en général les gens amoureux comme des lâches & des efféminés. Je suis bien éloigné d'admettre sa maxime, & je suis surpris qu'un aussi grand génie que lui ait osé l'avancer. Il est vrai qu'il excepte Appius, Claudius & Marc-Antoine; mais il eût pu composer un ample catalogue de ceux qui ont été sujets à la même foiblesse. Qui ne connoît Alcibiade & Démétrius le Conquérant?

Je suis encore plus étonné qu'il ait oublié Henri IV. Ce Prince fut un des plus grands guerriers de son temps, & cependant jamais homme ne fut aussi amoureux que lui. Ni les fatigues de la guerre, ni les dangers qu'il courut, ni les ſoucis inſéparables de la Royauté, ne purent jamais bannir de ſon cœur cet ennemi domeſtique. Un Auteur moderne a eu raiſon de dire, que ſi Henri eût pu ſurmonter cette paſſion, il ſe ſeroit rendu le maître de toute l'Europe. La tendreſſe nuiſit beaucoup à ſa valeur. Il venoit de gagner la bataille de Coutras ; mais loin de pourſuivre l'ennemi, comme le lui conſeilloit le Prince de Condé, pour lui couper le paſſage de Saumur, il vola dans la Gaſcogne, accompagné de 1500 Cavaliers, pour voir la Comteſſe de Guiche, ce qui lui fit perdre le fruit de la victoire qu'il venoit de remporter. Le pire est que Henri eut pour ses maitresses les mêmes foiblesses que la Fable reproche à Hercule. Ce foudre de guerre, que l'Univers admiroit, se déguisa une fois en paysan, prit une botte de paille sur son dos, & s'introduisit de la sorte dans l'appartement de la belle Gabrielle. La Marquise de Verneuil le vit plus d'une fois à ses pieds essuyer ses mépris, & implorer ses bonnes graces.

On voit par-là que l'amour n'est pas incompatible avec le courage ; mais il est vrai aussi qu'il empêche quelquefois d'en faire uſage, parce qu'il détourne l'eſprit des entrepriſes auxquelles l'ambition ou le deſir de la gloire portent les hommes. Je n'en veux d'autres exemples que Henri & Marc-Antoine, qui laiſſe ſon armée ſous le couteau pour courir après Cléopâtre. Il eſt vrai encore que quelques-uns ont ſu concilier l'amour avec le courage, comme Alcibiade, Démétrius, Sylla, Surena, Général des Parthes, & quantité d'autres que je paſſe ſous ſilence. Je ſuis fort éloigné au reſte, pour démentir la maxime de Bacon, d'admettre celle de Barclay ſans aucune modification. Si l'on entend par élevation d'ame ce que nous appellons courage ou valeur, je ne vois pas que le tempérament amoureux ait du rapport, ni qu'il soit incompatible avec elle. Ces deux qualités se trouvent réunies dans certains sujets; elles sont distinctes dans d'autres. Il est vrai que l'amour inspire du courage; mais ce n'est que pour les entreprises qui procurent le moyen de le satisfaire. Il en est de même des autres passions dominantes. Un homme avide de gain, quoique timide, s'expose aux dangers de la Mer pour amasser du bien; un ambitieux à ceux de la guerre pour avancer sa fortune.

Si l'on entend par élévation d'ame un penchant qui porte un homme à être doux, poli, complaisant, humain, généreux, je conviens que ces bonnes qualités se trouvent dans ceux qui aiment; mais on observera que je ne parle ici que de l'amour honnête; car l'autre espece d'amour peut très-bien s'allier avec la férocité, la rusticité, l'insolence, la cruauté & la barbarie, ainsi qu'on en a des exemples dans les Tibere, les Caligula & les Néron.

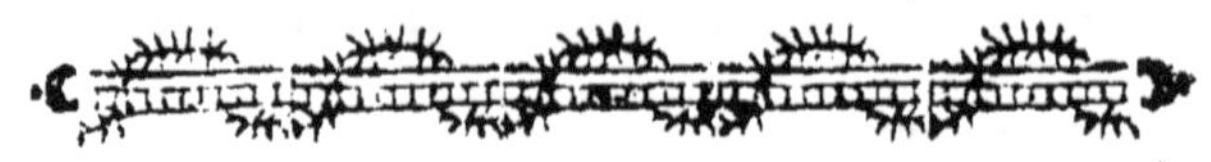

REMEDES,

CONTRE L'AMOUR.

APRE'S avoir parlé de la maladie, il convient que j'indique ici le remede. Les hommes sont à cet égard dans deux erreurs entiérement opposées. Ceux qui sont absolument dominés par cette passion, prétendent qu'on ne peut la guérir avec des remedes naturels; les autres trouvent sa guérison facile. Il me paroît qu'on doit croire les premiers; ils ont l'expérience pour eux, & il y a lieu de croire que, sentant le poids de cette maladie, ils n'ont rien négligé pour y remédier. On ne manque point de conſeillers qui preſcrivent les remedes qu'ils ont trouvés dans les livres de morale; mais l'expérience nous montre qu'on peut appliquer à ces ſortes de malades ce que Sydenham dit des autres : *Ægri curantur in libris & moriuntur in lectis.*

Les ſeconds, au contraire, s'imaginent qu'on ſe défait de ſon amour lorſqu'on le veut. Ils ſe fondent ſur ce que la volonté étant une puiſſance libre, & l'amour un de ſes actes, on aime & l'on ceſſe d'aimer lorſqu'on juge à propos de le faire ; mais ces deux propositions sont identiques dans un sens, & fausses dans l'autre. Je veux que la volonté puisse se dispenser d'aimer, ou se porter à haïr quelqu'un ; le fera-t-elle sans répugnance, & sans se faire une espece de violence ? Je soutiens que cela ne se peut, & j'ajouterai qu'il s'agit moins ici de l'amour actuel, que de cette disposition à aimer que produit dans le cœur l'objet qu'on aime. Les amants assurent qu'on ne peut surmonter cette inclination. Leur passion est tellement enracinée dans leur cœur, que, selon eux, ils ne sauroient arracher l'une ſans l'autre : *Da amantem, & ſentit quod dico.*

Les perſonnes inſenſibles à l'amour, ou qui aiment foiblement, regardent l'excès de cette paſſion comme la marque d'un petit génie, & ſe moquent de ceux qui en ſont atteints ; mais je leur demanderai s'ils regardent comme un ſtupide un St. Auguſtin ; car jamais homme n'eut le cœur auſſi tendre ? On peut voir dans le quatrieme Livre de ſes Confeſſions les pleurs & les regrets que lui cauſa la mort d'un ami ; jamais Poëte n'a employé des expreſſions auſſi vives & auſſi touchantes. Il dit entr'autres choses, que la vie lui devint odieuse, parce qu'il avoit perdu la moitié de son ame, & qu'il ne craignoit la mort que parce qu'elle lui avoit fait oublier son ami. Il avoit, dis-je, le cœur si tendre, qu'il ne pouvoit lire la mort de Didon sans verser un torrent de larmes. Pour ne rien dire ici de Saint Bernard, regarde-t-on comme un fou & un stupide un Ange Policien, qu'Érasme appelle *un Esprit angélique, & un prodige de la Nature ?* Cet homme, à ce que rapporte Varillas dans ses Anecdotes de Florence, mourut de la passion qu'il avoit conçue pour une

Courtiſane ; il étoit ſi plein de ſon objet, que dans l'ardeur de la fievre que l'amour avoit allumée dans ſes veines, il ſe leva pour prendre ſon luth, & accompagner une chanſon qu'il avoit compoſée, & qu'il expira en achevant le ſecond couplet. Que dirai-je de Pétrarque, que le P. Labbe reconnoît pour l'homme le plus ingénieux & le plus élégant de ſon ſiecle ? Il conçut un ſi violent amour pour la belle Laure, qu'il ne ceſſa de la louer & de la regretter pendant trente ans. Il faut cependant convenir que l'amour de cet ingénieux Poëte fait moins d'honneur à la belle

Laure, que l'épitaphe que François I. grava lui-même sur son tombeau. Je ne finirois pas, si je voulois rapporter tous les exemples qui prouvent qu'on peut être amoureux avec beaucoup d'esprit.

Bien des gens prétendent que la tendresse du cœur est une marque d'esprit. Je ne regarde point cette regle comme une regle générale ; mais je puis assurer que je ne regarderai jamais un homme dur comme un homme spirituel.

Pour revenir à mon sujet, je dis que je tiens pour fausses les deux opinions susdites. Je crois qu'on peut guérir l'amour ; mais que sa guérison est extrêmement difficile : je n'en veux d'autre preuve que les plaintes de quantité d'amants qui soupirent après le remede, sans pouvoir le trouver, même chez les Médecins les plus fameux.

Je prétends d'abord que les remedes naturels qu'on emploie contre les passions violentes sont peu efficaces, & même tout-à-fait inutiles. Si j'en connoissois quelqu'un, j'assure le Lecteur, que je ne me mêlerois point de ce sujet.

On observera que lorsque je dis que les remedes qu'on a employés jusqu'aujourd'hui sont inefficaces, je ne parle que des remedes naturels, & c'est à ceux-ci que je me borne.

Le célebre Luc Tozzi, dans le Traité intitulé : *De Recto usu seu rerum non naturalium*, cite quelques Auteurs qui ordonnent les mêmes remedes que pour les fievres; savoir, la saignée, la purgation; & la premiere si réitérée, que les veines restent vuides. Il prétend que la maladie est dans le sang, & qu'en le renouvellant, la passion doit s'éteindre. *Excogitarunt plerique universum veterem sanguinem à corpore amantis esse exhauriendum, ut ex novi sanguinis benigniori conditione fascinum rei amatæ penitùs deleretur, vel hoc fieri nequeat, esse corpus ejusdem pluries ab atra & deleteria infertione repurgandum, quam ipsum contraxisse aiunt : in quam rem & syrupi, & aqua, & electuaria, & pharmaca corrigentia simul, & emundantia ejusmodi inquinamenta commendantur.* Pour ne rien oublier d'essentiel, ils prescrivent aussi les cordiaux.

L'Auteur que je viens de citer se moque de ces Médecins, & avec raison. Le nouveau sang ne change point la contexture des fibres du cerveau ni du cœur, & par conséquent l'impression de l'objet est toujours la même. Ce nouveau ſang n'eſt pas non plus d'une qualité différente de l'autre, puiſqu'ils ſuivent la condition individuelle du ſujet. S'il n'étoit queſtion, pour guérir l'amour, que de renouveller le ſang, on n'auroit pas beſoin de recourir à la lancette, parce que le ſang ſe renouvelle pluſieurs fois dans l'eſpace d'un an. On me demandera comment je le ſais ? Je réponds que cela doit être ainſi, à cauſe de la nourriture que nous prenons tous les jours. D'où provient la faim, ſi ce n'eſt de ce que le ſang ſe conſume tous les jours ? Hippocrate aſſure qu'un homme ne ſauroit vivre plus de ſept jours ſans boire ni manger, & il eſt certain qu'on ne peut aller au-delà, ſi l'on en excepte quelques tempéraments extraordinaires. Il ſuit de-là que dans cet eſpace de temps, il ſe conſume une ſi grande quantité de ſang, ſoit par la tranſpiration, ſoit pour la nutrition des parties du corps; qu'il n'en reſte qu'autant qu'il en faut pour entretenir la vie, pourvu qu'on ait ſoin de le renouveller par le moyen de la nourriture. Je demande maintenant combien de fois ſe renouvella le ſang de Pétrarque, pendant les trente années qu'il ſurvécut à la belle Laure? Il conserva son amour tant qu'il vécut, sans que la vieillesse pût le ralentir. C'est ce qu'il assure lui-même, lorsqu'il dit, que, quoique ses cheveux changent, son amour est toujours le même.

Que vò cangiando il pelo,
Ne cangiar posso l'ostinata voglia.

J'en dis autant des purgatifs & des cordiaux. L'amour ne réside point dans le flegme, la mélancolie, la colere, ni dans telle autre humeur qu'on puisse évacuer par le moyen des cathartiques, des diurétiques, des sudorifiques; aussi voit-on qu'il s'allume dans tous les tempéraments, soit qu'ils soient bien

bien ou mal conditionnés. Je conviens que les esprits faits ne sont point susceptibles de fortes passions ; mais quel génie triste est jamais devenu gai par le moyen des cordiaux ? Ces remedes, au cas que c'en soient, ne sont que passagers. Il n'y a point de cordial aussi énergique que le vin : s'ensuit-il qu'il soit un remede contre l'amour ? Il fortifiera à la vérité le cœur ; & bannira la passion qui l'accable ; mais tout le monde sait que la joie que cette liqueur inspire s'évanouit au bout d'une heure ou deux, & par conséquent il faudra que l'amoureux en boive huit fois par jour, ou prenne des potions cordiales ; & cela au hasard que l'humeur qui attriste le cœur se jette sur quelqu'autre viscere.

Puis donc que ces remedes physiques sont inutiles, passons à ceux dont tous les gens sensés approuvent l'usage. Le premier est l'absence.

Manat amor tectus, si non ab amante recedat :
Utile finit imis abstinuisse locis

C'est ainsi que parle Ovide, maître consommé dans ces matieres. Properce ne l'étoit pas moins ; car il ne parle dans ses Vers que du feu qu'avoit allumé dans son cœur la beauté de Cynthie.

Unum erit auxilium mutatis, Cynthia, terris:
Quantùm oculis animo, tam procul ibit amor.

Je crois ce remede excellent dans le commencement de la maladie, comme auſſi dans les paſſions foibles, quoiqu'elles ſoient invétérées, enfin pour les eſprits inconſtants: mais lorſque la paſſion eſt forte, & que le cœur eſt pris, il n'y a pas beaucoup à compter deſſus. Le corps s'éloigne, & l'ame reſte; ou ſuppoſé que celle-ci s'en aille auſſi, l'amour la ſuit par-tout. Delà vient que Virgile compare un cœur pénétré de la paſſion amoureuſe, à une biche qu'on a blessée, & qui emporte en fuyant la fleche dont le Chasseur l'a percée: *hæret lateri læthalis arundo.* Properce, qui recommande l'absence comme un remede efficace contre l'amour, paroît en avoir usé, mais sans en éprouver l'effet. Il parle de son voyage à Athênes comme d'une chose résolue, & dans laquelle il ne se propose d'autre but:

Magnum iter ad doctas proficisci rogor
Athenas,
Ut me longa gravi solvat amore via.

Le voyage eut lieu; mais il ne servit à rien, puisqu'il déplore dans une de ses Élégies la mort de Cynthie, dans des termes qui montrent que sa passion n'étoit point éteinte. On ne doit pas s'imaginer au reste que Cynthie fût une Maîtresse purement idéale ; Properce ne fit que déguiser son nom. Apulée dit qu'elle s'appelloit Fostilie, & que le Poëte employa cet expédient pour qu'on ne connût point l'objet de sa passion.

Ce remede a le défaut d'être impraticable pour la plupart des hommes ; il y en a peu qui puissent s'absenter long-temps, & l'absence, lorsqu'elle est courte, ne fait qu'augmenter l'amour, au lieu de l'éteindre.

Le second est de résister à sa passion dès le commencement, c'est le conseil que donne Ovide : *Principiis obsta* ; mais il n'indique point les armes qu'on doit employer pour la combattre. Quant à moi, je suis d'avis que l'on évite la vue & le commerce de la personne qu'on aime ; que l'on considere le tort qu'on fait à son honneur, à sa réputation & à son repos ; que l'on fréquente des personnes graves & sensées, & qu'on s'occupe de bonnes lectures. Tous ces remedes sont excellents ; mais il est question de savoir les moyens qu'on doit employer pour guérir cette pasſion lorſqu'elle eſt invétérée : car il eſt facile d'y remédier lorſqu'elle ne fait que commencer.

Le troiſieme remede eſt de fixer ſon attention ſur d'autres objets, de s'occuper d'affaires qui tiennent l'eſprit dans un mouvement continuel. Ovide n'a rien oublié ſur cet article. Ce remede paroît efficace ; mais il eſt défectueux à pluſieurs égards.

Je dis en premier lieu qu'on a vu & qu'on voit encore tous les jours des hommes que les affaires n'empêchent point d'être amoureux ; témoins Marc-Antoine & Henri IV.

Secondement, que tous les hommes ne sont pas les maîtres de s'occuper comme ils veulent ; la plupart sont obligés de continuer le genre de vie qu'ils ont embrassé, & ils se ruineroient s'ils vouloient l'abandonner.

Je dis en troisieme lieu que ce remede ne peut servir que pour les passions foibles, & celles-ci n'ont pas besoin de remedes ; & au cas qu'il en faille, chacun est à même d'en trouver. Supposons, par exemple, un homme si éperduement amoureux, qu'il soit prêt à sacrifier son bien, son honneur & sa vie pour satisfaire sa pasſion ; propoſez-lui de s'occuper d'affaires aſſez importantes pour le diſtraire, je prétends qu'il n'en fera rien ; & la raiſon en eſt, que quiconque préfere ſa paſſion à ſes intérêts, & eſt toujours diſpoſé à lui ſacrifier toutes choſes.

J'ajouterai qu'étant dans cette diſpoſition, il ne voudra jamais s'aſſujettir à cette eſpece de cure, parce qu'elle eſt trop violente. Y a-t-il rien de plus oppoſé à ſon inclination, que d'abandonner un ſoin qui lui plaît pour des choſes qu'il mépriſe ? Il faudra donc employer un autre remede pour lui faire accepter celui ci ; & au cas qu'il le fasse, il sera déjà à moitié guéri. Je veux encore que, connoissant la violence de sa passion, il s'efforce de s'occuper d'autres affaires, qu'en arrivera-t-il ? Il ne détournera point son ame de l'objet qui l'occupe ; & après avoir combattu quelque temps, il abandonnera le remede, comme inutile.

Voici une preuve de ce que j'avance. *L'Auteur des Mémoires du regne de Charles IV, Duc de Lorraine*, rapporte que ce Prince étant à Bruxelles, devint éperduement amoureux de la fille d'un Bourg-Mestre de cette Ville. La mere, qui étoit une femme d'honneur, la veilloit de si près, que le Duc ne pût jamais trouver l'occasion de la voir. Enfin, la mere, la fille & le Duc s'étant trouvés un jour à un festin avec plusieurs autres personnes de distinction, comme la passion du Duc étoit connue de tout le monde, on prit occasion de parler de la Demoiselle, & le Duc pria ceux qui étoient présents d'engager la mere à lui permettre de dire deux mots à sa fille dans le sallon même, & en présence de tous les convives. La mere le lui ayant refusé, il offrit de ne lui parler qu'autant de temps qu'il pourroit tenir un charbon ardent dans la main. Cette condition parut si forte, que la mere y souscrivit. Le Duc se retira donc à l'écart avec la Demoiselle, & prit un charbon ardent dans sa main. Il entama la conversation, & elle dura si longtemps, que la mere jugea à propos de l'interrompre; mais elle trouva le charbon éteint, par où l'on peut juger de la douleur que le Duc dut souffrir en le serrant. Puis donc que les soucis d'une Couronne, & la douleur inséparable de la brûlure ne peuvent détourner l'attention, ni appaiser l'ardeur d'une passion amoureuse, à plus forte raiſon ne pourra-t-on point y réuſſir par d'autres voies. Je ſais qu'il eſt rare de trouver des paſſions auſſi violentes ; mais je ſais auſſi que ces ſortes de remedes ne peuvent convenir à celles qui ſont moindres, ſi ce n'eſt dans des cas extraordinaires.

Le quatrieme remede eſt de réfléchir continuellement ſur les défauts de la perſonne qu'on aime : peu de femmes en ſont exemptes. Il faut tant de parties pour former un tout abſolument parfait, qu'il eſt moralement impoſſible de les trouver réunies dans le même ſujet. C'eſt le conſeil que donne

Ovide. Ces préceptes sont excellents à la vérité ; mais ils réussissent rarement dans la pratique. Je suis persuadé qu'il n'y a point d'Amant, envieux de guérir de sa passion, qui n'ait plusieurs fois réfléchi sur les défauts de sa Maîtresse. C'est le premier moyen qui se présente ; mais il ne réussit que dans le cas où la passion est foible & les défauts énormes, encore faut-il ne les avoir point découverts au commencement ; car celui qui les a connus, & qui cependant a aimé, continuera à le faire. Je m'explique : celui qui, commençant d'aimer, n'a point cru que les défauts de sa Maîtresse fussent un obstacle à ses perfections, ne changera jamais de sentiment. Qui lui prouvera que ses défauts égalent ses bonnes qualités ? Qu'importe que sa bouche le dégoûte, si ses yeux lui plaisent ?

Quant au conseil qu'Ovide donne de se figurer ce qui n'est point, il est si étrange, que je ne puis concevoir comment un homme aussi spirituel a pu l'imaginer. C'est une chimere de vouloir qu'un homme feigne une chose, & qu'il la croie véritable. Il y a de l'extravagance à exiger cela des Amants : leur incrédulité les porte toujours à regarder les choses du bon côté ; je veux dire, qu'ils s'imaginent appercevoir dans leurs Maîtresses les perfections qu'elles n'ont point, ou qu'ils les croient plus grandes qu'elles ne le sont en effet. Ils s'apperçoivent à peine de leurs défauts, ou du moins ils les diminuent autant qu'ils peuvent. Le propre de l'amour est d'exagérer les perfections ; & celui de la haine, d'exagérer les défauts. Comment veut-on donc qu'un Amant exagere ceux de sa Maîtresse ? Le prétendre, c'est vouloir changer la nature des passions...

Ovide indique deux autres

remedes ; le premier, de raſſaſier la paſſion, au point de s'en dégoûter. Ce remede eſt honteux, & en même temps inutile. Un hydropique n'appaiſe jamais la ſoif qui le dévore, quelque quantité d'eau qu'il boive.

Le ſecond eſt de concevoir de l'amour pour un autre objet ; mais c'eſt vouloir guérir une plaie, par le moyen d'une autre. On ne fait que changer de maladie, ſans obtenir la ſanté. Je veux que le remede ſoit ſûr. Croit-on que ce changement ſoit facile ? Celui qui peut manger n'eſt pas dangereuſement malade ; je veux qu'il l'emploie, & qu'il jette les yeux sur un autre objet; ou il le croira supérieur au premier, ou égal, ou inférieur. Dans ce dernier cas, il ne pourra faire pencher la balance de son cœur, de son côté. S'il est égal, sa passion restera la même. S'il est supérieur, il ne fera que l'allumer davantage; or, peut-on faire cas d'un remede qui augmente le mal?

Le remede enfin que proposent les Moralistes à notre sexe, est de considérer les défauts physiques & moraux de l'autre. Que n'a-t-on pas écrit contre les femmes? On nous les dépeint comme des animaux imparfaits, infirmes ; en un mot, comme des vaſes impurs ; mais tous ces coups portent à faux. Qu'on faſſe de moi ce qu'on voudra, ſi parmi un million d'hommes qui aiment les femmes, il s'en trouve un ſeul que ces réflexions aient guéri de ſa paſſion. Les femmes ont coutume de conſulter leurs ſens, lorſqu'il eſt queſtion d'aimer, ou de haïr quelqu'un. Qu'on diſe tant qu'on voudra à un homme qui aime, que la femme eſt un animal imparfait, tandis qu'il ne voit en elle qu'une beauté raviſſante, un génie aimable, &c. Il se moquera du Prédicateur, & peut-être dira-t-il avec assez de raison, que les animaux imparfaits sont les sots qui lui tiennent de pareils discours. J'ai toujours observé que ceux qui déclament le plus hautement contre les femmes, sont ceux qui ne peuvent les quitter un moment. La plupart sont des jeunes gens, sans esprit, sans jugement, sans pudeur, dont les regards & les discours annoncent par-tout leur penchant pour le sexe : ils ressemblent à Séneque, qui, dans le temps qu'il déclamoit contre les richesses, ne cessoit d'en amasser.

C'eſt bleſſer d'ailleurs la charité, que de tenir de pareils diſcours aux hommes au ſujet des femmes. S'ils ſont un antidote pour eux, ils deviendront un poiſon pour elles : je m'explique ; ſi cette réflexion que la femme eſt un animal imparfait, refroidit l'amour de l'homme pour elle, celle-ci en deviendra plus épriſe, en le conſidérant comme un animal parfait. Celui qui en agit ainſi, reſſemble à un homme, qui, pour éteindre le feu de ſa maiſon, va le mettre à celle d'un voiſin. Après avoir bien peſé les choſes, je les abſous de tout ſcrupule à cet égard. Plût à Dieu qu'elles puſſent venir à bout de guérir les hommes! elles ſeroient bientôt guéries elles-mêmes. La luxure eſt un mal contagieux, dont l'origine eſt pour l'ordinaire dans notre ſexe. Ceux qui propoſent ces réflexions aux hommes, le ſavent peut-être, & c'eſt la raiſon pour laquelle ils appliquent le remede à la cauſe du mal ; il eſt fâcheux que la recette ſoit ſi ſouvent inutile.

Après avoir montré l'inutilité des remedes qu'on a propoſés juſqu'à préſent contre l'amour, il ne me reſte plus qu'à indiquer le mien ; mais je m'attends que plusieurs Lecteurs m'appliqueront ce Vers d'Horace :

Quid dignum tanto feret hic promissor hiatu ?

J'ose cependant assurer qu'il l'emporte sur tous les précédents, parce qu'il possede les qualités suivantes : 1°. il est applicable à toutes sortes de personnes, dans tous les temps & dans toutes les circonstances possibles ; 2°. tout le monde a sous sa main les ingrédients qui entrent dans sa composition ; 3°. son usage n'a rien de difficile ; 4°. il procure toujours du soulagement, au cas qu'il ne guériſſe point radicalement : le voici.

Tout le monde ſait par expérience que dans les paſſions de l'ame, l'image d'un objet fait, ſur une imagination vive, la même impreſſion que l'objet même. Le puſillanime tremble en ſe repréſentant un objet effrayant. Celui qui aime ſent ſon cœur ému, non-ſeulement lorſqu'il voit ſa Maîtreſſe, mais même lorſqu'il penſe à elle ; cela vient de ce que l'imagination fait ſur les fibres du cerveau la même impreſſion que l'objet, ſoit que cela dépende de la connexion naturelle velle qu'il y a entre tels & tels actes de l'ame, & tels & tels mouvements du corps, ou de ce que l'Auteur de la nature a volontairement uni l'ame avec le corps, de maniere que les mouvements du corps répondent aux actes de l'ame; & au contraire, ſans que cela provienne d'aucune exigence naturelle du corps ou de l'ame, mais de la ſeule volonté du Créateur. C'eſt là le ſentiment de pluſieurs Modernes; & s'il n'eſt pas vrai, il eſt du moins plus intelligible que le premier.

Je crois que dans certaines paſſions, & même en la préſence de l'objet, c'eſt l'imagination qui ébranle les fibres du cerveau, ou que c'eſt l'objet qui les émeut par le moyen de l'imagination. Lorſque vous élevez la voix, ou dites à quelqu'un une injure qui l'irrite & le met en colere, il n'eſt pas croyable que l'impreſſion que font ſur l'ouïe le ſon & l'articulation matérielle des paroles, communique aux fibres du cerveau le mouvement dont dépend la colere. Si cela étoit, celui qui les entend ſe mettroit également en colere, ſoit qu'il ſût ou qu'il ignorât leur ſignification ; ce qui n'arrive que lorſqu'il les entend. Cela ne vient donc que de ce que l'objet n'agit ſur le cerveau que par la conception que l'ame ſe forme de l'injure ; je veux dire, que l'ame ſe repréſentant l'offenſe, éprouve une eſpece d'agitation qui produit un mouvement dans les fibres du cerveau.

Cette influence de l'imagination ſur le cerveau eſt la ſource du mal que nous cauſent nos paſſions, principalement celle de l'amour. Si ce n'étoit que la préſence de l'objet qui le fît naître, il ſeroit de très-courte durée : ce ne ſeroit qu'une flamme momentanée, pareille à celle de l'éclair, qui s'évanouiroit dès qu'on fermeroit les yeux; mais le malheur est que le mal gît dans notre mémoire. Chaque souvenir est une étincelle qui embrâse notre ame. Notre imagination est une ennemie qui nous accorde à la vérité quelques treves, mais de qui on ne peut se promettre une paix durable.

La cause du mal étant ainsi connue, où trouverons-nous le remede? Dans la cause même; je veux dire, dans l'imagination. C'est elle qui a fourni le poison, & c'est chez elle qu'on doit trouver l'antidote.

En supposant que l'image

des objets qui ont aſſez d'activité pour émouvoir les fibres du cerveau, & exciter les paſſions, faſſe l'effet des objets même, on peut changer, corriger ou ralentir ce mouvement, en ſe repréſentant un autre objet qui excite une paſſion différente. Si nous examinons les objets que l'on connoît, on ſe convaincra que la perſonne de celui qui excite une paſſion, efface, obſcurcit & diminue l'impreſſion de celui qui en excite une différente. La raiſon en eſt, qu'il excite un mouvement différent dans les fibres du cerveau qui ralentit le premier, au cas qu'il ne le détruise point tout-à-fait ; & que, par conséquent, le cerveau imprimera au cœur un mouvement contraire.

Supposons un amant qui, voyant l'objet qu'il chérit, sent toute la violence de la passion qui le domine ; supposons encore qu'étant dans cet état, il survienne un coup de tonnerre, qu'on lui annonce une nouvelle fâcheuse, ou que son ennemi fonde tout-à-coup sur lui l'épée nue à la main, il est certain que chacun de ces objets excitera dans les fibres de son cerveau un mouvement qui troublera ou dissipera celui que leur imprimoit l'objet aimé, & que, ce mouvement ſe communiquant au cœur par l'entremiſe des nerſs, la frayeur ſuccédera à l'amour.

Qu'on ne penſe pas au reſte que le ſimple changement d'objet produiſe cet effet; car il eſt certain qu'après que la ſurpriſe a ceſſé, le ſouvenir de ce qu'on aime n'émeut plus les fibres du cerveau avec la même force qu'auparavant, parce que le premier mouvement ſubſiſte encore. Ceci eſt fondé ſur la regle générale qu'après que le moteur eſt éloigné du mobile, ce dernier conſerve le mouvement qu'il a reçu, & cela à proportion que l'impulſion a été plus forte. De même l'amant qui, dans le fort de sa passion, voit tomber le tonnerre à quelques pas de lui, ne sent plus dans son cœur le moindre vestige de sa passion, après même que le danger est passé.

Je veux que l'idée d'un objet fasse sur celle d'un autre le même effet que la présence de l'un sur la présence de l'autre ; je veux dire, que l'idée d'un objet effrayant, qui excite la colere, ou mélancolique, modere ou efface l'impression que fait l'objet qu'on aime. Chacun doit choisir l'objet qui contrebalance son amour, & le plus analogue à son tempérament. Je trouve en moi-même un exemple ſenſible de cette différence. J'ai obſervé que le ſupplice du feu eſt de tous ceux qu'on a imaginés celui qui inſpire le plus d'horreur aux hommes ; cependant la vue d'un précipice fait infiniment plus d'impreſſion ſur moi. Je ne ſuis pas fort timide, cependant je ne trouve jamais un mauvais pas que je ne mette pied à terre ; & je n'oſerois marcher à quatre pieds ſur une corniche de trois pieds de large, quand on m'offriroit une couronne.

Il me reſte pluſieurs autres obſervations à faire ſur cette matiere. Ce parallele de deux différens objets, ou de deux idées, ne produit son effet qu'autant qu'on est capable de le faire. Le meilleur remede n'opere point lorsqu'on l'applique mal. Il faut, dis-je, disposer les choses de maniere qu'un objet effrayant, par exemple, frappe tout-à-coup l'imagination dans l'instant même qu'elle est occupée de l'objet qu'on aime. Sans cette circonstance, il ne servira de rien, pour trois raisons. La premiere, parce que l'ame est quelquefois tellement plongée dans la contemplation de son objet, qu'elle ne pense ni au remede, ni au besoin qu'elle en a; la seconde, parce qu'encore qu'elle y pense, elle ne se donne pas la peine de le chercher. Les amoureux se complaisent tellement dans leur maladie, qu'ils ne songent pas à y remédier, à moins qu'un autre ne le fasse pour eux. La troisieme, parce que l'idée d'un objet effrayant que l'on cherche, fait moins d'impression que celui qui se présente à l'improviste. Le soin qu'on emploie à le chercher dispose l'ame à lui résister.

Mais comment nous y prendrons-nous pour que l'objet dont je parle frappe l'imagination tout-à-coup, dans l'instant même qu'on est occupé de l'objet de son amour ? On trouvera l'expédient que je propose impossible, ou du moins extrêmement difficile ; au contraire, il est très-facile. Pour peu de peine qu'on se donne au commencement, on sera toujours en état de trouver deux objets opposés.

Il est certain que l'habitude qu'on se fait de joindre deux idées ou deux objets dans son imagination, forme une espece de lien mental, tel qu'on ne sauroit penser à l'un qu'on ne pense aussi-tôt à l'autre. Un seul acte produit quelquefois cet effet. J'éprouve souvent qu'ayant vu deux objets à la fois dans un lieu déterminé, l'un ne se présente jamais sans l'autre à mon esprit, & que je me rappelle aussi l'endroit où je les ai vus. Ces trois idées sont tellement liées ensemble, qu'il n'est pas en notre pouvoir de les séparer.

Un amant qui veut guérir de sa passion, doit commencer par choisir un objet effrayant ou attendrissant, ou tel autre qu'il sait être le plus analogue à son caractere, & faire le plus d'impression sur lui. Il doit, en second lieu, s'habituer à lier l'idée de cet objet avec celle de l'objet qu'il aime, & penser quelquefois à l'un plutôt qu'à l'autre ; ce qui dépend de lui. En réitérant plusieurs fois cet exercice , ces deux idées se lieront de façon qu'il lui sera impossible de penser à l'objet de son amour, que l'autre ne se présente aussi-tôt à son imagination.

J'ai dit que chacun doit choisir l'objet qu'il sait être opposé à sa passion. Tel qui effraie l'un, ne fait aucune impression sur un autre. Tel homme qui ne peut supporter la vue d'une saignée, voit brûler une Ville entiere sans s'émouvoir. Tel autre qui craint l'apparition d'un phantôme , affronte son ennemi sans hésiter.

J'ai éprouvé moi-même cette inégalité. J'ai lu dans l'Hiſtoire la relation de pluſieurs morts tragiques, de carnages épouvantables, mais rien ne m'a plus frappé que le fait que je vais rapporter. L'an 1703, un Soldat Pruſſien, qui étoit en garniſon à Utrecht, réfléchiſſant ſur les crimes qu'il avoit commis, prit la réſolution de les expier par une mort cruelle & volontaire. Il communiqua ſon deſſein à un autre Soldat de ſes amis, & le pria inſtamment de vouloir la lui procurer. Il lui propoſa de lui couper à différentes repriſes, avec une hache, les mains, les bras, les pieds, les jambes & les cuisses. Son ami s'efforça de le détourner de son dessein; mais il le pressa si vivement, qu'il se rendit enfin à sa priere. Il falloit assurément que le bourreau fût aussi barbare que le criminel. Ce qu'il y a de surprenant, c'est que ce malheureux se fit couper à différentes reprises les membres dont j'ai parlé. Le sacrificateur & la victime furent surpris tous deux à la fin du sacrifice; & le Commandant fit pendre le premier sans forme de procès.

Cette tragédie fit une si forte impression sur mon esprit, qu'elle m'occupa pendant trois mois, & m'empêcha plus d'une fois de dormir. Je ne connoiſſois point le Soldat Pruſſien, & je ne perdois rien à ſa mort. C'étoit un homme ordinaire, qu'on ne connoiſſoit que par ſa barbarie. La mort, quoiqu'atroce, l'étoit moins que beaucoup d'autres dont il eſt parlé dans l'Hiſtoire. Cependant mon eſprit, ou plutôt mon cerveau étoit tellement diſpoſé, qu'elle fit plus d'impreſſion ſur moi que les autres. Comme tous les hommes ſont différemment conſtitués, il convient que chacun choiſiſſe l'objet qui fait le plus d'impreſſion ſur lui, & qu'il s'en ſerve pour modérer ou détruire celle de l'objet qu'il aime.

Tel est en général le remede que je propose contre l'amour; mais pour le rendre plus efficace, il convient de faire ici quelques remarques.

La premiere est qu'entre deux objets de même nature, on choisisse celui qu'on a vu à celui qu'on ne connoît que par oui dire. Une mort subite, dont on a été témoin, fait plus d'impression sur nous qu'une autre qu'on n'a apprise que par le rapport d'autrui. Un tonnerre qui tombe à nos pieds sans nous blesser, nous frappe plus vivement qu'un autre dont on nous raconte les ravages.

La ſeconde, de choiſir par préférence les objets qui nous affectent davantage. Le danger que nous avons couru de perdre la vie, ne peut que nous émouvoir. Le ſort funeſte d'un ami produit la même impreſſion. M. de S. Evremont attribue la converſion d'Armand le Bouthillier de Rancé, Abbé de la Trape, au ſpectacle funeſte qu'offrit à ſes yeux la belle Ducheſſe de Montbazon, qu'il aimoit juſqu'à l'idolâtrie. Cette Dame étant morte, Armand ne put ſe refuſer la triſte conſolation de la voir encore une fois avant qu'on la mît dans ſon cercueil. Il monta dans l'appartement où son corps étoit exposé. La solitude qui y régnoit lui fit horreur ; mais ce qui le frappa le plus, fut de trouver sa tête séparée de son corps. Il en demanda la raison, & on lui dit que le cercueil s'étant trouvé trop court, on la lui avoit coupée, pour s'éviter la peine d'en faire un plus grand. O idoles du monde ! ô beautés si célebres ! voilà à quoi aboutissent les hommages qu'on vous rend ! Ce fut le moment où l'Abbé de Rancé passa d'une vie profane à celle qu'il mena dans la suite à la Trape, & qui servit d'exemple à tous les mondains.

La troisieme est que celui qui aime, cherche à se distraire pardifférents objets à la fois ; & cela pour trois raisons. 1°. Parce que, plusieurs réunis ont plus de force qu'un seul ; 2°. parce que, suivant la différente disposition du sujet, un objet fait souvent plus d'impression qu'un autre ; 3°. parce qu'indépendamment de l'impression qu'ils font, en partageant l'attention sur plusieurs objets, celui dont l'amant est affecté fait une moindre impression sur lui.

La quatrieme est que, si la maladie est opiniâtre, on change souvent d'objets ; & la raison en est que celui qui faiſoit au commencement une forte impreſſion ſur nous, ceſſe d'agir lorſqu'on y eſt accoutumé. *Ab aſſuetis non fit paſſio.* Un remede qu'on réitere tous les jours ne produit plus d'effet. Les choſes les plus effrayantes ne nous affectent plus, lorſqu'on les voit ſouvent. Tel homme qu'un coup de fuſil effraie la premiere fois qu'il entre en campagne, entend enſuite le bruit de l'artillerie ſans s'émouvoir.

La cinquieme eſt qu'on n'oublie point les objets qui peuvent nous détourner de l'amour. Il eſt même à propos de les préſenter les premiers à ſon imagination, & de l'habituer de façon que lorſqu'on penſe à celui de ſa paſſion, on ſe ſouvienne du tort qu'il peut faire à l'honneur, à la ſanté, &c.

Je paſſe ſous ſilence pluſieurs autres réflexions qu'on trouve chez les Moraliſtes, pour ne pas groſſir mon Ouvrage. Les leçons que je viens de donner ſuffiſent pour quiconque eſt dans l'intention d'en profiter.

FIN.

www.ingramcontent.com/pod-product-compliance
Ingram Content Group UK Ltd.
Pitfield, Milton Keynes, MK11 3LW, UK
UKHW021308190726
13839UKWH00007B/531

9 782329 570860